BEI GRIN MACHT SICH IHR WISSEN BEZAHLT

AF168242

- Wir veröffentlichen Ihre Hausarbeit,
  Bachelor- und Masterarbeit

- Ihr eigenes eBook und Buch -
  weltweit in allen wichtigen Shops

- Verdienen Sie an jedem Verkauf

Jetzt bei www.GRIN.com hochladen und kostenlos publizieren

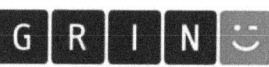

Eine Makroumweltanalyse der Pflege- und Betreuungsbranche

Friedhelm Feldges

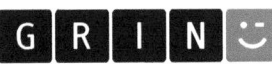

Bibliografische Information der Deutschen Nationalbibliothek:

Die Deutsche Nationalbibliothek verzeichnet diese Publikation in der Deutschen Nationalbibliografie; detaillierte bibliografische Daten sind im Internet über http://dnb.d-nb.de abrufbar.

ISBN: 9783346719232
Dieses Buch ist auch als E-Book erhältlich.

Druck und Bindung: Books on Demand GmbH, Norderstedt Germany
Gedruckt auf säurefreiem Papier aus verantwortungsvollen Quellen

Das vorliegende Werk wurde sorgfältig erarbeitet. Dennoch übernehmen Autoren und Verlag für die Richtigkeit von Angaben, Hinweisen, Links und Ratschlägen sowie eventuelle Druckfehler keine Haftung.

Das Buch bei GRIN: https://www.grin.com/document/1274576

Eine Makroumwelt-Analyse der Pflege- und Betreuungsbranche in Deutschland.

Friedhelm Feldges

Institut: Fontys International Business School (FIBS)

Studiengang: Marketingmanagement

Studienphase/ Niveau: Propädeutikum / Niveau 1: Hauptstudiumkomponente

Studienjahr: 2021-2022

Ort und Datum: Venlo, 13.12.2021

Zusammenfassung

In diesem vorliegenden Bericht wird eine *Makroumwelt*[1]-Analyse (Die *Makroumwelt* umfasst die indirekten Einflüsse und Bedingungen auf ein Unternehmen (vgl. Wirtz, 2003, Seite 77).) der deutschen Pflege- und Betreuungs*branche* (Sammelbezeichnung für Unternehmen, die weitgehend substituierbare Produkte oder Dienstleistungen herstellen (vgl. Schaefer 2007, Seite 16).) durchgeführt. Die Ergebnisse der Analyse werden mit Quellen der *Sekundärforschung* (Forschung anhand von Daten, die bereits vorliegen (vgl. Wübbenhorst, o.J. b).) unterstützt. Im Marketingprozess kann die Analyse der *Makroumwelt* der ersten von insgesamt fünf Phasen zugeordnet werden. Zur Analyse der *Makroumwelt* wurde die *DESTEP*-Methode (Analyse der Makroumwelt anhand sechs verschiedener Dimensionen (vgl. Claudia Floren 2016, S.138).) genutzt. Die Einflüsse sind demografische, ökonomische, soziokulturelle, technologische, ökologische und politisch-rechtliche Einflüsse.

Diese sechs verschiedenen Komponenten beeinflussen die *Branche* ohne Einfluss der Unternehmen.

Zusammenfassend kann man von den Ergebnissen der Analyse ableiten, dass Deutschland ein sehr attraktives Land für die Pflege und Betreuungs*branche* ist. Es gibt allerdings auch Risiken, wie den *Fachkräftemangel* (in bestimmten Branchen gibt es mehr offene Stellen als Bewerber vorhanden sind (vgl. Obermeier, 2013).).

Um frühzeitig auf Chancen und Risiken zu reagieren, sollten Trends schnell erkannt werden. Die *DESTEP*-Analyse hilft diese Trends zu erkennen und zu bewerten.

Es ist zu beachten das der vorliegende Bericht nur aus dem ersten Teil, also der *Makroumwelt*-Analyse, der externen Analyse, besteht. Eine *Mikroumwelt*-Analyse (Umwelt eines Unternehmens mit wirtschaftlichem Einfluss (vgl. Hofbauer, 2009, Seite 85).) und eine Unternehmensanalyse aus der Sicht eines entsprechenden Unternehmens ist notwendig, um einen vollständigen Überblick über die Einflüsse auf *Branche* und Unternehmen zu erhalten.

---

[1] Kursiv geschriebene Begriffe werden im Glossar erläutert.

Vorwort

Der vorliegende Bericht ist das Ergebnis einer *Makroumwelt*-Analyse der Pflege- und Betreuungs*branche* in Deutschland und den Chancen und Risiken, die diese *Branche* in Zukunft haben wird. Unter dem Begriff Pflege versteht man die Versorgung und Betreuung von Menschen, die dies nicht mehr selbst können. Die Projektarbeit ist in dem Modul Marketing Projekt P12, im ersten Semester zu bearbeiten.

Ich beschränke mich in meiner Analyse auf Informationen aus der *Sekundärforschung*.

Dieser Bericht richtet sich an alle interessierten Leser, und vor allem an meinen Dozenten Frank Brimmen. Es wird vorausgesetzt, dass ein wirtschaftliches und gesellschaftliches Grundwissen vorhanden ist und Sie der deutschen Sprache mächtig sind, um diesen Bericht vollkommen zu verstehen.

An dieser Stelle möchte ich mehreren Personen danken. Mein Dank gilt vor allem unserem Dozenten Frank Brimmen, der mit seinen Fachkenntnissen, Hilfestellungen und Feedback sehr geholfen hat. Außerdem bin ich für die Hilfe meiner Kommilitonen Secdenur Binici und Kay Weckauf dankbar, die mir ebenfalls durch ihr Feedback sehr geholfen haben.

Viersen, 29.09.2021

Inhaltsverzeichnis

Darstellungsverzeichnis

Darstellung 1: Der Marketingprozess. Runia, 2019, S.11

Darstellung 2: Altersaufbau der Bevölkerung, 2019, S.11

Abkürzungsverzeichnis

DESTEP: „Demographic, Economic, Socio-cultural, Technological, Ecological, Politicallegal environment" (Runia, 2019, Seite 18)

PEST: Political, Economic, Social, Technological (vgl. Frue, 2020)

1. Einleitung

Die Pflege- und Betreuungs*branche* ist wichtiger denn je. Durch unsere moderne Medizin und unseren Lebensstil werden die Menschen immer älter und dementsprechend auch pflegebedürftiger. Der Bereich der Pflege und Betreuung umfasst allerdings nicht nur die altersbedingte Pflegebedürftigkeit von Menschen, sondern auch die Gesundheits-, Kranken-, und die Kinderkrankenpflege. Wobei die Pflege von alten und pflegebedürftigen Menschen den größten Anteil ausmacht.

Die Zahl der Pflegebedürftigen in Deutschland hat sich innerhalb von 10 Jahren mehr als verdoppelt, 1999 waren es noch 2.016.000 und 2019 bereits 4.128.000 (vgl. Statistisches Bundesamt, 2019, S.19).

Es wird schnell deutlich, dass die Nachfrage nach Pflege und Betreuung immer größer wird. Daraus ergeben sich sowohl Probleme als auch Möglichkeiten für die Pflege und Betreuungs*branche* in Deutschland.

In Folge der Entwicklung wird in diesem Bericht eine *Makroumwelt*-Analyse der Pflege- und Betreuungs*branche* in Deutschland durchgeführt. In dieser sollen Erkenntnisse über Trends und Wirtschaft und die daraus resultierenden Chancen und Risiken deutlich werden. Aus den Erkenntnissen werden Handlungsvorschläge für diese *Branche* formuliert.

2. Branchenbeschreibung

Pflege umfasst die Verhütung von Krankheit, Förderung der Gesundheit und die Versorgung und Betreuung von kranken, behinderten und alten Menschen.

Die Pflege*branche* wird in Deutschland aufgrund des demografischen Wandels immer wichtiger. In Deutschland sind aktuell 4,128 Millionen Menschen pflegebedürftig und müssen versorgt werden (vgl. Statistisches Bundesamt, 2019c, S.19).

1995 wurde die Pflegeversicherung eingeführt. Sie wird als eigenständiger Teil der Sozialversicherung gesehen und in Deutschland besteht eine umfassende Versicherungspflicht für alle gesetzlichen und privaten Versicherten. Das heißt, dass jeder gesetzlich Krankenversicherter automatisch sozialpflegeversichert ist und jeder in der privaten Krankenversicherung automatisch eine private Pflegeversicherung abschließt.

Die Leistungsausgaben der sozialen Pflegeversicherung betrugen 2010 noch 20,43 Milliarden und 2020 bereits 45,6 Milliarden. Die Zahlen haben sich also in zehn Jahren mehr als verdoppelt (vgl. Bundesministerium für Gesundheit, 2020a).

Von den gesamten Leistungsausgaben der sozialen Pflegeversicherung sind 12,98 Milliarden Euro für die vollstationäre Pflege ausgegeben wurden. Dies macht den größten Anteil aus (vgl. Bundesministerium für Gesundheit, 2020a).

Die Anzahl der Pflegeheime in Deutschland beträgt 15.380. Die Anzahl der ambulanten Pflegedienste beträgt 14.688.

In der Pflegebranche arbeiten insgesamt 796.000 Menschen, 422.000 davon in ambulanten Pflegediensten und 374.000 in stationären Pflegeheimen (vgl. Statistisches Bundesamt Pflegestatistik, 2019c, S.23).

Es herrscht eine hohe Nachfrage an Pflegepersonal und es gibt bereits heute nicht genügend Pflegekräfte, insgesamt fehlen 343.394 Pflegekräfte. Bis 2035 sollen es 493.603 fehlende Pflegekräfte werden, davon 307.021 in der stationären Versorgung. Dies führt zu Problemen für die Pflege*branche* in Deutschland (vgl. Flake, 2018, S.34).

Um diese Lücke an fehlendem Fachpersonal und Einrichtungen zu schließen, erhöhen vor allem private Träger und freigemeinnützige Träger die Anzahl ihrer Pflegeheime.

Von den insgesamt 15.380 Pflegeheimen im Jahr 2019 sind 8.115 von Freigemeinnützigen, 6.570 von privaten Trägern und 695 von öffentlichen Trägern (vgl. Statistisches Bundesamt Pflegestatistik, 2019a, S.33).

Am 01. Januar 2017 im Zuge des Zweiten Pflegestärkungsgesetztes (PSG II) wurden die neuen Pflegegrade 1 bis 5 eingeführt, welche die alten Pflegestufen 1 bis 3 ersetzen sollen. Je höher eine Person eingestuft wird, desto pflegebedürftiger ist diese Person.

3. Projektbeschreibung

Die Pflege- und Betreuungs*branche* umfasst alle Bereiche in denen Menschen versorgt und betreut werden, die dies selbst nicht mehr können.

In 3.1 wird die Problemstellung und der Anlass der Analyse erörtert. Im darauffolgenden Kapitel 3.2 wird die Zielsetzung des Berichtes erläutert. Im Kapitel 3.3 wird die Vorgehensweise und Begründung des Forschungsmethodik beschrieben.

Dieses Projekt befasst sich mit der Pflege- und Betreuungs*branche* in Deutschland und liefert Erkenntnisse und Handlungsvorschläge für diese *Branche*.

3.1 Problemstellung

Das Statistische Bundesamt (vgl. Rothgang, 2016, S.83) geht davon aus, dass die Zahl der Pflegebedürftigen bis 2060 auf 4,53 Millionen steigen wird.

Ein großes Problem der Pflege*branche* ist, dass es aufgrund des demografischen Wandels immer weniger Erwerbstätige und mehr pflegebedürftige Menschen in Deutschland gibt (vgl. Statistisches Bundesamt 2019b). Die Sozialversicherungen werden dadurch immer mehr belastet und Kosten werden gleichzeitig von immer weniger Menschen zu tragen sein.

Im folgenden Bericht wird eine *Makroumwelt*-Analyse der Pflege- und Betreuungs*branche* in Deutschland durchgeführt. Jedes Land bringt unterschiedliche Umweltfaktoren mit sich, welche nicht von einzelnen Unternehmen gesteuert werden können.

Mithilfe einer *DESTEP*-Analyse werden Trends und Entwicklungen innerhalb Deutschlands analysiert.

Der stark ansteigende Pflegebedarf und die gleichzeitig sinkende Anzahl an Erwerbstätigen, könnte zu großen Risiken in der Pflege*branche* führen. Auch der *Fachkräftemangel* in dieser *Branche* ist ein Zeichen dafür, dass in Zukunft das gegenwärtige Versorgungsniveau nicht gehalten werden kann.

3.2 Zielsetzung

Das Ziel dieses Berichtes ist es, mithilfe einer *Makroumwelt*-Analyse, nicht beeinflussbare Faktoren, Trends, und Entwicklungen in Deutschland im Hinblick auf die Pflege- und Betreuungs*branche* aufzuschlüsseln.

Die *Makroumwelt* wird mithilfe einer *DESTEP*-Analyse untersucht. Dazu werden sich Trends im Hinblick auf ihre Chancen und Risiken genauer betrachtet.

Die *DESTEP*-Analyse umfasst folgende Komponenten: Demografie, Ökonomie, Sozial-Kultur, Technologie, Ökologie, Politik und Recht. Diese Komponenten werden nicht durch den *Markt* („Das Zusammentreffen von Angebot und Nachfrage" (Runia, 2019, Seite 5).) beeinflusst. Die *Megatrends* („Ein Megatrend beschreibt globale sowie tiefgreifende und nachhaltige gesellschaftliche, ökonomische und technologische Veränderungen, die sich langsam entfalten, langfristig gestalten und die Zukunft prägen" (Fontius, 2014, Seite 19).) und *Subtrends* (Ein Subtrend ist Teil eines übergeordneten Trends (vgl. Triantis, 2018, Seite 169).) der einzelnen Komponenten werden analysiert und geben Aufschluss über Vor- und Nachteile der zu analysierenden *Branche*.

Alle Aussagen des Berichtes werden durch die Analyse von seriösen Datenquellen erfasst, welche am Ende des Berichtes im Quellenverzeichnis nachzulesen sind.

3.3 Vorgehensweise und Begründung der Forschungsmethodik

Mithilfe der *DESTEP*-Analyse sollen in diesem Bericht Trends, welche die Pflege- und Betreuungs*branche* in Deutschland beeinflussen, erkannt werden.

Durch das Erkennen dieser Trends, können Unternehmen rechtzeitig auf Veränderungen der *Makroumwelt* reagieren.

Zu diesem Zweck werden die folgenden verschiedenen Elemente der *Makroumwelt* betrachtet: Demografie, Ökonomie, Sozial-Kultur, Technologie, Ökologie, Politik und Recht.

Die Umweltanalyse dieses Berichtes wird anhand der *Sekundärforschung* durchgeführt.

Bei der *Sekundärforschung* wird auf bereits vorhandenes externes Datenmaterial zurückgegriffen, welches bereits für einen anderen Zweck erhoben wurde (vgl. Wübbenhorst, o.J. b).

Bei der *Primärforschung* werden neue einmalig oder periodische Datenmaterialen erhoben (vgl. Wübbenhorst, o.J. a).

Die Projektarbeit ist mittels *Sekundärforschung* geschrieben, dies bietet den Vorteil das Datenmaterialen kosten- und zeitsparend erhoben werden können.

Wichtig für die folgende *Makroumwelt*-Analyse ist es die Datenmaterialen auf Aktualität und Glaubwürdigkeit zu überprüfen, um eine bestmögliche Einschätzung gewährleisten zu können.

4. Theorie

Im folgenden Kapitel 4.1 geht es um die theoretische Einordnung des Themas in den Marketingprozess. Dazu werden die verschiedenen Phasen des Marketingprozesses erläutert und die vorliegende *Makroumw*elt-Analyse der passenden Phase zugeordnet.

Im darauffolgenden Kapitel 4.2 werden verschiedene Methoden zur Analyse der *Makroumwelt* erläutert und ihre Vor- und Nachteile untersucht.

4.1 Theoretische Einordnung des Themas in den Marketingprozess

Der Marketingprozess lässt sich in 5 Phasen einteilen.

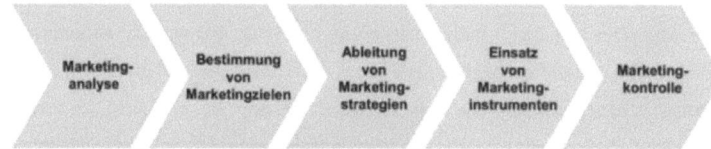

Darstellung 1: Der Marketingprozess, Runia, 2019, S.11

Er dient als Grundlage für ein erfolgreiches Marketingmanagement. Die erste Phase, die Marketinganalyse, findet auf drei Ebenen statt. Als erstes die Makroanalyse, danach folgt die Mikroanalyse und schließlich wird das eigene Unternehmen untersucht

Aufbauend auf der Marketinganalyse und unter Betrachtnahme der Unternehmensziele werden die Marketingziele bestimmt. Folgend werden konkrete Marketinginstrumente bestimmt, um die festgelegten Ziele zu erreichen. Der Einsatz der Marketinginstrumente erfolgt meist durch einen Marketingmix. Als letzter Schritt findet eine systematische Überprüfung der Marketingindikatoren statt. In der Marketingkontrolle werden verschiedene Ist-Soll-Werte verglichen, um Auskunft über den Erreichungsgrad von gesetzten Zielen zu geben. (vgl. Runia 2019, S. 9)

Bei der Erörterung des Marketingprozesses ist die *Makroumwelt*-Analyse der ersten Phase, der Marketinganalyse zuzuordnen. Die *Makroumwelt*-Analyse ist dem ersten Teil der externen Analyse zuzuordnen (vgl. Runia, 2019, S. 11).

4.2 Literature Review / kritische Auseinandersetzung mit der Theorie

Zur Analyse der Makroumgebung kann unter anderem die *DESTEP*-Methode verwendet werden. Es werden sechs verschiedene Umweltkomponenten betrachtet, die sich auf den betrachteten *Markt* auswirken. Der Begriff *DESTEP* setzt sich im englischen aus den Begriffen Demografie, Ökonomie, Sozialkulutr, Technologie, Ökologie und Politik zusammen. Der Begriff demografische Komponente bezeichnet Kennzahlen, die sich auf die Bevölkerung eines Landes beziehen, zum Beispiel Alter, Sterberate oder Geburtenrate.

Die ökonomische Komponente beschäftigen sich mit Daten aus der Volkswirtschaft, wie Kaufkraft, Einkommensverteilung oder dem Zinsniveau.

Bei der Untersuchung der soziokulturellen Komponente werden unter anderem Trends, wie der *Individualisierung* (Der Megatrend Individualisierung beschreibt das zentrale Kulturprinzip der aktuellen Zeit, Selbstverwirklichung innerhalb einer einzigartig gestalteten Individualität (vgl. Zukunftsinstitut, 2020).) betrachtet. Die technologische Komponente untersucht den technischen Fortschritt. Einflüsse, wie schwankende Energiepreise, zunehmende Umweltverschmutzung oder die Verknappung natürlicher Ressourcen werden durch die ökologische Komponente untersucht.

Der letzte Punkt der *DESTEP*-Analyse, ist die politisch-rechtliche Komponente, welche den gesetzlichen Rahmen, in dem man sich befindet, untersucht. Markenschutz oder Verbraucherschutz sind unter anderem Einflussgrößen, die in der politisch-rechtlichen Komponente untersucht werden.

Eine andere Analyse Methode der *Makroumwelt* ist die *STEP*-Analyse.

Die *STEP*-Analyse setzt sich aus politischen, ökonomischen, soziologisch-kulturellen und technischen Komponenten zusammen. Die ökologische Komponente wird der technischen, ökonomischen oder politisch-rechtlichen Komponente zugeordnet (vgl. Runia, 2019, Seite 21).

Die Analyse der *Makroumwelt* ist vor allem nützlich, da sie Aufschluss über Einflüsse auf den *Markt* gibt und einem Unternehmen hilft rechtzeitig auf Chancen und Risiken einzugehen.

5. Analyse

Im folgenden Kapitel wird eine Makroumwelt-Analyse der Pflege- und Betreuungsbranche in Deutschland durchgeführt. Dafür wird als Methode die DESTEP-Methode angewendet. Dabei werden die sechs Komponenten in den sechs Unterkapiteln 5.1 Demografische Einflüsse, 5.2 Makro-ökonomische Einflüsse, 5.3 Sozio-kulturelle Einflüsse, 5.4 Technologische Einflüsse, 5.5 Ökologische Einflüsse und 5.6 Politisch-rechtliche Einflüsse thematisiert.

5.1 Demografische Einflüsse

Bei der Betrachtung von demografischen Einflüssen, welche in Deutschland vorherrschen, spielt vor allem der *Megatrend Silver Society* (Der Megatrend Silver Society wirkt Gesellschaftsübergreifend und bezeichnet das Heraustreten aus traditionellen Altersrollen und betrifft vor allem Ältere Menschen (vgl. Neuenfeldt, 2018, S. 352).) eine Rolle.

In Deutschland leben im Jahre 2020, 83.160.000 Menschen mit einem Durchschnittsalter von 45,7 Jahren (vgl. Department of Economic and Social Affairs, 2019).

2.510.000 Menschen, die in Deutschland leben sind über 85 Jahren.

Die Bevölkerung wird älter, dies liegt vor allem an den kontinuierlich sinkenden Geburtenzahlen und der gleichzeitig steigenden Lebenserwartung. Im Jahre 2020 gab es beispielsweise 773.144 Geburten und 985.620 Sterbefälle (vgl. Statista, 2020c).

Für die Pflege- und Betreuungs*branche* ist die Zahl der Pflegebedürftigen in Deutschland von großer Bedeutung. 1999 betrug diese noch 2.016.000, bis 2020 hat sich die Anzahl der Pflegebedürftigen Personen allerdings mehr als verdoppelt und betrug 4.128.000 (vgl Statistisches Bundesamt, 2019c S.19).

Das Risiko pflegebedürftig zu werden, wird höher, umso älter man wird.

So liegt der Anteil der Pflegebedürftigen bei 60-69-Jährigen bei unter 4%, bei den ab 90-Jährigen liegt der Anteil der Pflegebedürftigen bei über 60% (vgl. Statistisches Bundesamt, 2019a).

Man wird im Alter Pflegebedürftiger, dies ist besonders für Deutschland wichtig. da die Bevölkerung im Durchschnitt immer älter wird.

Die gegenwärtige Geburtenrate kann die Sterbefälle in Deutschland nicht ausgleichen.

Beeinflusst wird der Demografische Wandel insbesondere durch die wachsende Migration. Die Gesamtzugänge an Asylanträgen 1953 bis 2021 betrug 6,2 Millionen. Dies spielt für die Pflege-

und Betreuungs*branche* eine große Rolle (vgl. Bundesamt für Migration und Flüchtlinge, 2021, S.6).

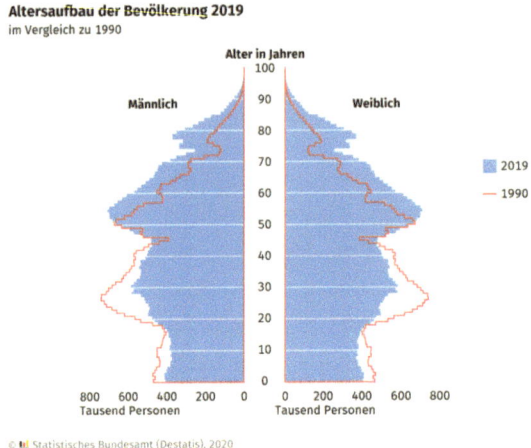

Altersaufbau der Bevölkerung 2019
im Vergleich zu 1990

Darstellung 2: Altersaufbau der Bevölkerung 2019
Statistisches Bundesamt, 2020

Migranten könnten sowohl potenziell in der Pflege- und Betreuungs*branche* arbeiten oder auch selbst pflegebedürftig werden.

Die Zahl der Pflegebedürftigen in Deutschland betrug 2001 noch 2.040.000, 2021 beträgt die Anzahl 4.128.000. In 10 Jahren hat sich die Anzahl an Pflegebedürftigen in Deutschland mehr als verdoppelt. Die Zahl der Pflegebedürftigen wird noch weiter steigen und derzeit gibt es nicht ausreichend Pflegefachkräfte. Im Jahre 2020 herrscht ein Bedarf von 376.128 an stationärer und ambulanten Pflegekräften in Deutschland. Der prognostizierte Bedarf an stationären und ambulanten Pflegekräften in Deutschland bis zum Jahr 2035 beträgt 472.546 (vgl. Flake, 2018, S.34).

Man kann davon ausgehen das der *Markt* für Pflege und Betreuung in Deutschland aufgrund der demografischen Entwicklungen größer und wichtiger wird. Dies biete für Unternehmen Chancen, mehr Patienten zu versorgen und in ihre Einrichtungen aufzunehmen. Auf der anderen Seite jedoch besteht das Risiko, dass der nicht gedeckte Bedarf an Pflegekräften zu Engpässen in der *Branche* führt.

Zur Bewältigung dieser Engpässe benötigt man stark eingreifende Umstrukturierungen und umfassende Strategien, die im 6. Kapitel: "Empfehlungen und Ergebnisse" aufgearbeitet werden.

5.2 Makro-ökonomische Einflüsse

Das *BIP* ("Summe der Wertschöpfung innerhalb eines geografischen Gebiets und während eines bestimmten Zeitraums" (Burda, 2018, Seite 27).) in Deutschland lag im Jahre 2020 bei 3.367,6 Milliarden Euro. 4,9% geringer im Vergleich zum Vorjahr

(vgl. Statistisches Bundesamt, 2021). Die deutsche Wirtschaft im Jahre 2020 rutschte in eine Rezession. Dies lag hauptsächlich an den mit der Pandemie verbundenen Lockdowns. 2021 Erholt sich die Wirtschaft allerding mit einem Plus von 4,5%

(vgl. Dullien, 2020, S.4).

Der Leitzins der EZB liegt seit 2016 bei 0%. Dies bietet die Chance Investitionen zu tätigen, da die Banken ihren Kunden bessere Konditionen weitergeben können

(vgl. Statista 2020b).

2020 lag die Sparquote der Deutschen auf einem Höchststand bei 16,2%

(vgl. Statistisches Bundesamt, 2020).

Durch die Lockdowns hatten die Menschen zum einen weniger Gelegenheiten, Geld auszugeben und zum anderen sparen sie in Krisenzeiten mehr (vgl. Tagesschau, 2021).

Eine hohe Sparquote ermöglicht größere Investitionen zu tätigen und Geld für das Alter anzulegen. Dies bietet Chancen für die Pflege- und Betreuungs*branche*.

Die Arbeitslosenquote im Oktober 2021 in Deutschland lag bei 5,2%. Auch sie ist aufgrund der Pandemie leicht angestiegen. Eine niedrige Arbeitslosenquote sorgt dafür das mehr erwerbstätige Personen in die Pflegeversicherung einzahlen, die leicht gestiegene Arbeitslosenquote ist also ein Risiko für die *Branche* (vgl. Bundesagentur für Arbeit, 2021).

5.3 Sozio-kulturelle Einflüsse

Bei den sozio-kulturellen Einflüssen spielt vor allem der *Megatrend Individualisierung* eine große Rolle.

Bis 2030 sollen in Deutschland 3,6 Millionen Menschen mit Migrationshintergrund und einem Alter über 65 Jahren leben (vgl. Martin Kohls, 2015). Die Bedeutung von kultursensibler Pflege wird wichtiger.

Kultursensible Pflege ist die individuelle Versorgung von Patienten, so werden Unterschiede und Gemeinsamkeiten der einzelnen Kulturen erkannt, um Patienten ein größtmögliches Maß an Wohlbefinden bieten zu können. Dies wirkt sich positiv auf den Genesungsprozess aus (vgl. Gabriella Zanier, 2015).

Ein weiterer Trend ist *New Work* („Das Verständnis von Arbeit befindet sich unter dem Einfluss von Digitalisierung und Postwachstumsbewegungen grundlegend im Wandel" (Zukunftsinstitut, 2020).), da immer mehr Menschen ihre Berufstätigkeit mit der Pflege von Angehörigen vereinbaren müssen, entstehen daraus neue Herausforderungen. Wenn ein Pflegefall in der Familie eintritt, verkürzen 47 % der Arbeitnehmer/innen ihre Arbeitszeit oder geben diese ganz auf, um die Pflege ihrer Angehörigen zu übernehmen. Es wird für Unternehmen wichtiger ihre Beschäftigten bei der Vereinbarung von Pflege und Beruf zu unterstützen (vgl. Bundesministerium für Familie, Senioren, Frauen und Jugend, 2014).

Im Jahr 2020 betrug der Median Bruttolohn für Pflegekräfte 38.600 Euro (vgl. Statista, 2020a).

65% der Krankenpflegekräfte fühlen sich aufgrund von körperlich und geistlich belastenden Tätigkeiten nicht fair bezahlt. (vgl. Hansböckler Stiftung, 2021). Dies ist ein Risiko für die *Branche*, um eine alters- und bedarfsgerechte Pflege gewährleisten zu können, müssen Fachkräfte ausreichend bezahlt werden. Sonst wird der nicht gedeckte Bedarf an Fachkräften vergrößert.

5.4 Technologische Einflüsse

Einer der wichtigsten Trends bei den technologischen Einflüssen ist der Trend der *Digitalisierung* (Digitalisierung bezeichnet die technologisch vernetzte Kommunikation. Der digitale Wandel ist kein rein technologisches Phänomen, sondern ein soziotechnischer Prozess. Der Mensch rückt dabei immer mehr ins Zentrum (vgl. Zukunftsinstitut 2020).).

Die Kommunikationsprozesse zwischen Pflegenden und Pflegebedürftigen werden digitalisiert, um effizienter und schneller zu sein. Auch die Digitalisierung von Dokumentationssystemen soll in Zukunft zu einer Entlastung der Pflegekräfte führen.

Weitere Einsatzfelder von neuen Technologien sind Sensoren Systeme, Kameras, Rufanlagen mit Freisprechsystemen, Ortungssysteme für Demenzkranke, Sturzpräventionen und Roboter.

Es gibt eine Vielzahl an modernen Technologien, die den Einsatz in der Pflege in Deutschland finden und das Potenzial haben den Alltag der Fachkräfte zu erleichtern. Dies bringt große Chancen (vgl. Bertelsmann Stiftung, 2021, S.100).

Aufgrund mangelnder Anwenderakzeptanz können unterstützende Systeme in der Pflege noch nicht flächendeckend genutzt werden. Dies hat verschiedene Gründe: Zum einen sind viele Pflegefachkräfte ungeschult im Umgang mit der modernen Technik und zum anderen werden Pflegekräfte oft nicht in den Entscheidungsprozess miteinbezogen und können nicht mitbestimmen welche Auswahl an digitalen Produkten eine Einrichtung nutzt (vgl. Hans Böckler Stiftung, 2018). Die fehlende Akzeptanz gegenüber moderner Technik kann zu einem Risiko für die Branche führen.

2020 wurde bei einer Deloitte Umfrage untersucht welche digitalen Technologien Ärzte und Pfleger in Deutschland nutzten.

Am häufigsten wurde die elektronische Gesundheitsakte und der digitale Dienstplan genutzt. Die Digitalisierung bietet die Chance zur Entlastung der Fachkräfte. Aber auch zur Verbesserung der Lebensqualität für Pflegebedürftige, da sich Fachkräfte intensiver um diese kümmern können.

5.5 Ökologische Einflüsse

Die Folgen des Klimawandels sind wichtige Einflussgrößen für die Pflege- und Betreuungs*branche*. „Der Zusammenhang zwischen Gesundheit und Klimawandel ist komplex. Die Mechanismen, durch die, die Gesundheit beeinträchtigt wird, sind sowohl direkt - hitzebedingte Vorfälle, extreme Temperaturen und extreme Wetterereignisse

(Überschwemmungen, Dürren, Stürme) - als auch indirekt: Wasserqualität, Luftverschmutzung, Landnutzungsänderungen und ökologische Veränderungen. Diese Mechanismen interagieren mit bestimmten sozialen Dynamiken und erzielen so negative Gesundheitsergebnisse." (Deutscher Berufsverband für Pflegeberufe: Pflegefachpersonen, Klimawandel und Gesundheit, 2019, S.1).

Der Klimawandel ist ein Risiko für die Pflege- und Betreuungsbranche, da durch ihn vor allem pflegebedürftige Menschen betroffen sind. Heiße Temperaturen sind für Pflegebedürftige sehr anstrengend. Die höheren Temperaturen führen zu einem erhöhten Risiko hitzebedingte gesundheitliche Probleme zu entwickeln.

Um diese Risiken zu mindern, muss die Pflege- und Betreuungs*branche* frühzeitig reagieren und präventive Maßnahmen ergreifen.

Dem Nachhaltigkeitsbericht 2021 des Bundesministeriums für Gesundheit lässt sich entnehmen, dass „[…] Um gut auf die kommenden Herausforderungen vorbereitet zu sein, müssen die wissenschaftlichen Grundlagen, wie sich Klimaveränderungen auf die menschliche Gesundheit auswirken, verbessert werden […], um darauf aufbauend einen Beitrag zur Zukunftsfähigkeit der gesundheitlichen Versorgung zu leisten" (Bundesministerium für Gesundheit, 2021a, S.52).

Dies soll durch einen Sachstandbericht 2021 zu Klimawandel und Gesundheit des Robert Koch-Instituts erreicht werden. Konkrete Maßnahmen lassen sich dem Bericht allerdings nicht entnehmen.

5.6 Politisch-rechtliche Einflüsse

Durch das im Jahre 2017 verkündete Pflegeschutzgesetz soll die Pflege- und Betreuungs*branche* gestärkt werden und die Pflegeberufe reformiert werden.

Die Pflegeausbildung soll attraktiver vergütet und Auszubildende besser auf die vielseitigen Anforderungen vorbereitet werden. Durch die neue Ausbildung haben Pflegefachkräfte bessere Aufstiegschancen und das Schulgeld, welches Auszubildene früher zahlen mussten fällt weg. Die Ausbildung wird generalistischer so, dass man mit dem Abschluss in allen Pflegebereichen und über alle Lebensphasen der Pflegebedürftigen arbeiten kann.

Des Weiteren wird nun ein Pflegestudium angeboten mit dem Ziel neue Wege in die Pflege zu finden und die Wissenschaft mit der Praxis zu verbinden (vgl. Bundesministerium für Gesundheit, 2021b).

Im Juni 2021 beschloss der Bundestag die Pflegereform, diese soll Heimbewohner finanziell entlasten und Pflegekräfte sollen besser bezahlt werden.

"Wir entlasten Pflegebedürftige und ihre Familien um etwa 3 Mrd. Euro. Um besonders denjenigen zu helfen, die lange pflegebedürftig sind, steigt die Entlastung, je länger man auf Pflege angewiesen ist" (Jens Spahn, 2021).

Zu den wichtigsten Maßnahmen der Pflegereform gehören unter anderem das Leistungsbeträge für Pflegesachleistungen, also die Beträge für den ambulanten Pflegedienst, und für die Kurzzeitpflege ab dem 01. Januar 2022 angehoben werden. Durch einen höheren Zuschuss zu den Pflegekosten im Heim sollen Bewohner ab dem 01. Januar 2020 finanziell entlastet werden. Erstattungsansprüche gegenüber der Pflegeversicherung können unter bestimmten Bedingungen auch nach dem Tod einer pflegebedürftigen Person geltend gemacht werden. Es besteht ein Anspruch auf Übergangspflege im Krankenhaus, wenn die Versorgung einer pflegebedürftigen Person nicht anders sichergestellt werden kann.

6. Ergebnisse und Empfehlungen

Im folgenden Kapitel werden anhand der Ergebnisse der *Makroumwelt*-Analyse in Kapitel 5, Empfehlungen für die Pflege- und Betreuungs*branche* gegeben. Hierbei wird auf die einzelnen Komponenten eingegangen und schlussendlich auf Basis der wichtigsten Chancen und Risiken für die *Branche*, eine Empfehlung ausgesprochen.

Bei der Betrachtung der demografischen Komponenten wird deutlich, dass die Bevölkerung in Deutschland immer älter wird. Die Anzahl der Pflegebedürftigen hat sich von 1999 bis 2020 verdoppelt. Dies bedeutet für die Pflege- und Betreuungs*branche*, dass sie immer mehr Pflegebedürftige versorgen müssen. Dadurch ergeben sich große Chancen für die *Branche*, wenn sie sich ausreichend auf den steigenden Pflegebedarf in Deutschland vorbereitet. Der steigende Fachkräftebedarf muss allerding gedeckt werden, um diese Chance zu nutzen. Wenn die *Branche* dem steigenden *Fachkräftemangel* nicht entgegenwirkt, führt das zu großen Risiken für die *Branche*, da der gegenwärtige Versorgungsgrad nicht gehalten werden kann.

Makroökonomische Chancen für die *Branche* sind der niedrige Leitzins der EZB, der seit 2016 bei 0% liegt und das Rekordhoch der Sparquote, die bei 16,2% im Jahre 2020 lag.
Der niedrige Leitzins bietet den Unternehmen innerhalb der *Branche* die Möglichkeit Investitionen zu tätigen und durch die hohe Sparquote ist es der Bevölkerung möglich größere Investitionen zu tätigen oder für das Alter Geld anzulegen. Ein Risiko ist die leicht gestiegene Arbeitslosenquote in Deutschland.

Die Betrachtung der sozio-kulturellen Einflüsse verdeutlicht, dass der Trend der *Individualisierung* wichtiger für die *Branche* wird. Eine individuelle Versorgung von Patienten durch eine kultursensible Pflege gewinnt immer mehr an Bedeutung. Der Trend *New Work* betrifft angehörige von Pflegebedürftigen, diese müssen bei der Vereinbarung von Beruf und Pflege unterstützt werden.
Im Bereich der technischen Einflüsse spielt der Trend der *Digitalisierung* eine wichtige Rolle. Die Nutzung von neuen Technologien und Systemen bringen große Chancen für die *Branche*. Die fehlende Akzeptanz der Anwender führt allerdings zu einem Risiko.

Hinsichtlich der ökologischen Einflüsse wird deutlich, dass der Klimawandel ein großes Risiko für die Pflege- und Betreuungs*branche* ist. Vor allem die gesundheitlichen Folgen der erhöhten Temperaturen und der steigenden Luftverschmutzung ist für pflegebedürftige Menschen gefährlich. Die *Branche* muss frühzeitig Investitionen tätigen, um der Gefahr des Klimawandels entgegenzuwirken.

Die politisch-rechtlichen Einflüsse bilden die Rahmenbedingungen für die *Branche*. Die im Juni 2021 beschlossene Pflegereform ist eine große Chance für die Pflege- und Betreuungs*branche*. Durch die Pflegereform werden Pflegebedürftige und ihre Angehörigen entlastet und Pflegekräfte sollen bessere Konditionen erhalten.

Auch die Reformierung der Pflegeausbildung bietet große Chancen, da die Ausbildung generalistischer wird. So haben Pflegekräfte mehr Auswahl bei der Jobsuche.

Zusammenfassend lässt sich sagen, dass sich aus der *Makroumwelt*-Analyse sowohl Chancen also auch 9
Risiken ergeben haben. Der demografische Wandel ist eine Chance für die Pflege- und Betreuungs*branche*. Allerdings unter der Voraussetzung das der Bedarf an Pflegefachkräften gedeckt wird. Das Pflegeberufegesetz und die Reform der Pflegeausbildung sollen das Risiko des steigenden Bedarfs an Pflegefachkräften entgegenwirken.

Die Pflege- und Betreuungs*branche* ist für die gesundheitliche Versorgung Pflegebedürftiger unverzichtbar, deshalb sollten die Risiken der *Branche* nähergehend betrachtet werden und vor allem dem steigenden Bedarf an Fachkräften präventiv entgegengetreten werden.

7. Kritische Würdigung

Zum Ende des Berichtes werden nun die Ergebnisse und die Durchführung der Analyse kritisch beurteilt.

Für die vorliegende Projektarbeit wurde als Forschungsmethode die *DESTEP*-Analyse ausgewählt. Sie befasst sich ausschließlich mit der Analyse der *Makroumwelt*. Die *DESTEP*-Analyse stellt keine umfassende Marketinganalyse dar. Sie sollte kritisch hinterfragt werden.

Die *DESTEP*-Analyse ist allein nicht aussagekräftig genug, um Unternehmensentscheidungen zu treffen. Um die Chancen und Risiken für ein Unternehmen richtig einzuschätzen, benötigt man zusätzlich eine Mikroumwelt-Analyse und eine Unternehmensanalyse.

Die Quellen, die in diesem Bericht genutzt wurden, sind als seriös erklärt.

Für den Bericht wurden ausschließlich externe Sekundärquellen verwendet. Die Nutzung von Primärforschung wäre dem Bericht an einzelnen Stellen zugutegekommen. Dies hätte die Möglichkeit geboten aktuelle einmalige Daten zu erheben. Dies war jedoch im Rahmen der Projektarbeit aus Zeit- und Budget-Gründen nicht möglich.

Die Übertragbarkeit der Analyseergebnisse ist durch den stetigen Wandel von Gesellschaft und Makroumwelt begrenzt. Es können zwar Empfehlungen ausgesprochen, jedoch nicht garantiert werden.

Glossar

<u>BIP</u>: „Summe der Wertschöpfung innerhalb eines geografischen Gebiets und während eines bestimmten Zeitraums." (Burda, 2018, Seite 27)

<u>Branche</u>: Sammelbezeichnung für Unternehmen, die weitgehend substituierbare Produkte oder Dienstleistungen herstellen (vgl. Schaefer 2007, Seite 16)

<u>Digitalisierung:</u> Digitalisierung bezeichnet die technologisch vernetzte Kommunikation. Der digitale Wandel ist kein rein technologisches Phänomen, sondern ein soziotechnischer Prozess. Der Mensch rückt dabei immer mehr ins Zentrum (vgl. Zukunftsinstitut 2020).

<u>Fachkräftemangel:</u> in bestimmten Branchen gibt es mehr offene Stellen als Bewerber vorhanden sind (vgl. Obermeier bpb 2013).

<u>Individualisierung:</u> Der Megatrend Individualisierung beschreibt das zentrale Kulturprinzip der Aktuellen Zeit, Selbstverwirklichung innerhalb einer einzigartig gestalteten Individualität. (vgl. Zukunftsinstitut, 2020)

<u>Makroumwelt</u>: Die *Makroumwelt* umfasst die indirekten Einflüsse und Bedingungen auf ein Unternehmen (vgl. Wirtz, 2003, Seite 77)

<u>Markt</u>: „Das Zusammentreffen von Angebot und Nachfrage." (Runia, 2019, Seite 5)

<u>Megatrend</u>: „Ein Megatrend beschreibt globale sowie tiefgreifende und nachhaltige gesellschaftliche, ökonomische und technologische Veränderungen, die sich langsam entfalten, langfristig gestalten und die Zukunft prägen" (Fontius, 2014, Seite 19)

<u>New Work</u>: („Das Verständnis von Arbeit befindet sich unter dem Einfluss von Digitalisierung und Postwachstumsbewegungen grundlegend im Wandel." (vgl. Zukunftsinstitut, 2020)

Primärforschung: Bei der *Primärforschung* werden neue einmalig oder periodische Datenmaterialen erhoben. (vgl. Wübbenhorst o.J. a).

Sekundärforschung: Forschung anhand von Daten die bereits vorliegen (vgl. Wübbenhorst, o.J. b)

Silver Society: Der Megatrend Silver Society wirkt Gesellschaftsübergreifend und bezeichnet das Heraustreten aus traditionellen Altersrollen (vgl. Neuenfeldt, 2018, S. 352)

Subtrend: Ein Subtrend ist Teil eines übergeordneten Trends (vgl. Triantis, 2018, Seite 169)

Literaturverzeichnis

Bundesagentur für Arbeit (2021): Monatsbericht zum Arbeits- und Ausbildungsmarkt, statistik.arbeitsagentur.de, https://statistik.arbeitsagentur.de/Statistikdaten/Detail/202110/arbeitsmarktberichte/monatsbericht-monatsbericht/monatsbericht-d-0-202110-pdf.pdf?__blob=publicationFile&v=1

Bundesamt für Migration und Flüchtlinge (2021): Aktuelle Zahlen, bamf.de, https://www.bamf.de/SharedDocs/Anlagen/DE/Statistik/AsylinZahlen/aktuelle-zahlen-oktober-2021.pdf?__blob=publicationFile&v=3

Bundesministerium für Familie, Senioren, Frauen und Jugend (2014): Vereinbarkeit von Pflege 2014https://www.erfolgsfaktor-familie.de/fileadmin/ef/data/mediathek/Leitfaden_BerufundPflege_barrierefrei.pdf

Bundesministerium für Gesundheit (2020a): Die Finanzentwicklung der sozialen Pflegeversicherung Ist-Ergebnisse ohne Rechnungsabgrenzung, bundesgesundheitsministerium.de, https://www.bundesgesundheitsministerium.de/fileadmin/Dateien/3_Downloads/Statistiken/Pflegeversicherung/Finanzentwicklung/2020_Finanzentwicklung-der-sozialen-Pflegeversicherung_bf.pdf

Bundesministerium für Gesundheit (2020b): Versicherte der gesetzlichen Krankenversicherung (GKV) und der sozialen Pflegeversicherung (SPV) nach Altersgruppen und Geschlecht, bundesgesundheitsministerium.de, https://www.bundesgesundheitsministerium.de/fileadmin/Dateien/3_Downloads/Statistiken/Pflegeversicherung/Versicherte/2020_Versicherte_bf.pdf

Bundesministerium für Gesundheit (2021a): Nachhaltigkeit und Gesundheit in der Pflege, bundesgesundheitsministerium.de,

https://www.bundesgesundheitsministerium.de/fileadmin/Dateien/5_Publikationen/Ministeriu
m/Berichte/Ressortbericht-gesundheit-und-pflege-data.pdf

Bundesministerium für Gesundheit (2021b): Pflegeberufegesetz 2021, bundesgesundheitsministerium.de, https://www.bundesgesundheitsministerium.de/pflegeberufegesetz.html

Spahn, Jens (2021): Pflegereform – Altenpflege wird besser bezahlt und der Beruf attraktiver, bundesgesundheitsministerium.de, https://www.bundesgesundheitsministerium.de/ministerium/meldungen/20202021/pflegerefor m.html

Burda, Michael und Wyplosz, Charles (2018): Makroökonomie: eine europäische Perspektive, 4 Aufl., München: Vahlen, 2018

Department of Economic and Social Affairs (2019): World Population Prospects, World Population Prospects: the 2019 Revision, Median Age of Population

Deutscher Berufsverband für Pflegeberufe (2019): Pflegefachpersonen, Klimawandel und Gesundheit, dbfk.de, https://www.dbfk.de/media/docs/download/Internationales/ICN_Pflegende-Klimawandel-Gesundheit_deutsch-2019.pdf

Dullien, Sebastian (2020): Institut für Makroökonomie und Konjunkturforschung, mit Schwung aus der Coronakrise 2020, boeckler.de, https://www.boeckler.de/fpdf/HBS-008045/p_imk_report_169_2021.pdf

Flake. Regina (2018): IW-Trends 3/2018 Fachkräfteengpass in der Altenpflege, iwkoeln.de, https://www.iwkoeln.de/fileadmin/user_upload/Studien/IW-Trends/PDF/2018/IW-Trends_2018-03-02_Pflegefallzahlen.pdf

Floren, Claudia (2016): Leistungsorientierte Hochschulsteuerung in Europa Clustergestütztes Benchmarking zur Wirksamkeitsanalyse. Deutschland, Springer Fachmedien Wiesbaden, 2016.

Fontius, Jörn (2014): Megatrends und ihre Implikationen für die Logistik: Ableitung von Wirkungszusammenhängen, Berlin: Universitätsverlag der TU, 2014

Frue, Kiesha (2017): What is DESTEP Analysis and How it's Used in Business, pestleanalysis.com, https://pestleanalysis.com/destep-analysis/ https://pestleanalysis.com/destep-analysis/ [Zugriff 2021-21-11, 9:30 MEZ]

Hans Bröckler Stiftung (2018): Wie Technik die Pflege verbessern kann, boeckler.de, https://www.boeckler.de/de/boeckler-impuls-wie-technik-die-pflege-verbessern-kann-4061.htm

Hansböckler Stiftung: Arbeitsbedingungen in der Pflege, boeckler.de, https://www.boeckler.de/de/auf-einen-blick-17945-zahlen-und-studien-zum-pflegenotstand-und-wege-hinaus-17962.htm

Hofbauer, Günther (2009): Marketing von Innovationen. Strategien und Mechanismen zur Durchsetzung von Innovationen, Stuttgart: W. Kohlhammer Verlag, 2009

Kohls, Martin(2015) : Bundeszentrale für politische Bildung, Migration und Pflege- eine Einführung, bpb.de, https://www.bpb.de/gesellschaft/migration/kurzdossiers/211005/einfuehrung

Lutze, Maxie (2021):Potenziale einer Pflege 4.0 Wie innovative Technologien Entlastung schaffen und die Arbeitszufriedenheit von Pflegefachpersonen in der Langzeitpflege verändern, bertelsmann-stiftung.de, https://www.bertelsmann-stiftung.de/fileadmin/files/user_upload/Pflege_4.0_final.pdf

Neuenfeldt, O. (2018). Ruhestandsplanung: Rechnen Sie mit einem langen Leben!?. Deutschland: VVW GmbH.

Rothgang, Heinz (2016): Barmer GEK Pflegereport 2016, barmer.de, https://www.barmer.de/presse/presseinformationen/pressemitteilungen/pressearchiv-2016/pflegereport-2016-79324

Runia, Peter u.a. (2019), Marketing - Prozess- und praxisorientierte Grundlagen, 5. Aufl., De Gruyter Oldenburg

Schaefer, Katharina. Branchenimages als Determinanten der Markenprofilierung. Deutschland, Deutscher Universitätsverlag, 2007.

Spahn, Jens (2021): Pflegereform – Altenpflege wird besser bezahlt und der Beruf attraktiver, bundesgesundheitsministerium.de, https://www.bundesgesundheitsministerium.de/ministerium/meldungen/20202021/pflegereform.html

Statista (2020a): Durchschnittlicher Bruttojahresverdienst von Pflegekräften und medizinischen Personals in Deutschland im Jahr 2020, statista.de, https://de-statista-com.fontys.idm.oclc.org/statistik/daten/studie/196955/umfrage/jahresbruttogehalt-von-pflegepersonal-in-deutschland/

Statista (2020b): Entwicklung des Bruttoinlandsprodukts (BIP) in Deutschland von 2009 bis 2020 und Prognose des IMK bis 2022, statista.de, https://de-statista-com.fontys.idm.oclc.org/statistik/daten/studie/5534/umfrage/entwicklung-der-inflationsrate-und-der-leitzinsen-seit-1999/

Statista (2020c): Anzahl der Geburten und der Sterbefälle in Deutschland von 1950 – 2020, statista.de, https://de.statista.com/statistik/daten/studie/161831/umfrage/gegenueberstellung-von-geburten-und-todesfaellen-in-deutschland/

Statistisches Bundesamt (2019a) Bevölkerung: Mehr Pflegebedürftig, destatis.de, https://www.destatis.de/DE/Themen/Querschnitt/Demografischer-Wandel/Hintergruende-Auswirkungen/demografie-pflege.html

Statistisches Bundesamt (2019b): Bevölkerung im Wandel Annahmen und Ergebnisse der 14. koordinierten Bevölkerungsvorausberechnung, destatis.de, https://www.destatis.de/DE/Presse/Pressekonferenzen/2019/Bevoelkerung/pressebroschuere-bevoelkerung.pdf?__blob=publicationFile&v=3

Statistisches Bundesamt (2019c):Pflegestatistik - Pflege im Rahmen der Pflegeversicherung Deutschlandergebnisse, destatis.de, https://www.destatis.de/DE/Themen/Gesellschaft-Umwelt/Gesundheit/Pflege/Publikationen/Downloads-Pflege/pflege-deutschlandergebnisse-5224001199004.pdf?__blob=publicationFile

Statistisches Bundesamt (2020): Volkswirtschaftliche Gesamtrechnungen Inlandsproduktberechnung Lange Reihen ab 1970, destatis.de, https://www.destatis.de/DE/Themen/Wirtschaft/Volkswirtschaftliche-Gesamtrechnungen-Inlandsprodukt/Publikationen/Downloads-Inlandsprodukt/inlandsprodukt-lange-reihen-pdf-2180150.pdfblob=publicationFile

Tagesschau (2021): Deutsche sparen in der Krise 2021, tagesschau.de, https://www.tagesschau.de/wirtschaft/verbraucher/geldvermoegen-sparquote-corona-rekord-bundesbank-101.html

Triantis, John E. (2018): Project Finance for Business Development, Hoboken, New Jersey: John Wiley & Sons, 2018

Wirtschaftslexikon24 (2020a): Kapitalmarkt, wirtschaftslexikon.de, http://www.wirtschaftslexikon24.com/d/kapitalmarkt/kapitalmarkt.htm

Wirtz, Bernt W. (2003): Mergers & Acquisitions Management, Wiesbaden: Springer Verlag, 2003

Wübbenhorst, Klaus, Prof. Dr. (o.J. a): Primärforschung, wirtschaftslexikon.gabler.de, https://wirtschaftslexikon.gabler.de/definition/primaerforschung-42824 [Zugriff 2021-11-11 16:00 Uhr]

Wübbenhorst, Klaus, Prof. Dr. (o.J. b): Sekundärforschung, wirtschaftslexikon.gabler.de, https://wirtschaftslexikon.gabler.de/definition/sekundaerforschung-42977 [Zugriff 2021-11-11 16:05 Uhr]

Zanier, Gabriella (2015): Altern in der Migrationsgesellschaft: Neue Ansätze in der Pflege – kultursensible (Alten-)Pflege und Interkulturelle Öffnung, bpb.de, https://www.bpb.de/gesellschaft/migration/kurzdossiers/211007/altern-in-der-migrationsgesellschaft

Zukunftsinstitut (2020) Mega Trend Digitalisierung: https://www.zukunftsinstitut.de/artikel/digitalisierung/ein-neuer-blick-auf-digitalisierung/ [Zugriff 2021-11-11 20:55 Uhr]

Zukunftsinstitut (2020): Mega Trend Individualisierung: https://www.zukunftsinstitut.de/dossier/megatrend-individualisierung/ [Zugriff 2021-11-11 20:05 Uhr]

Zukunftsinstitut (2020): Mega Trend New Work: https://www.zukunftsinstitut.de/dossier/megatrend-new-work/ [Zugriff 2021-11-11 20:30 Uhr]

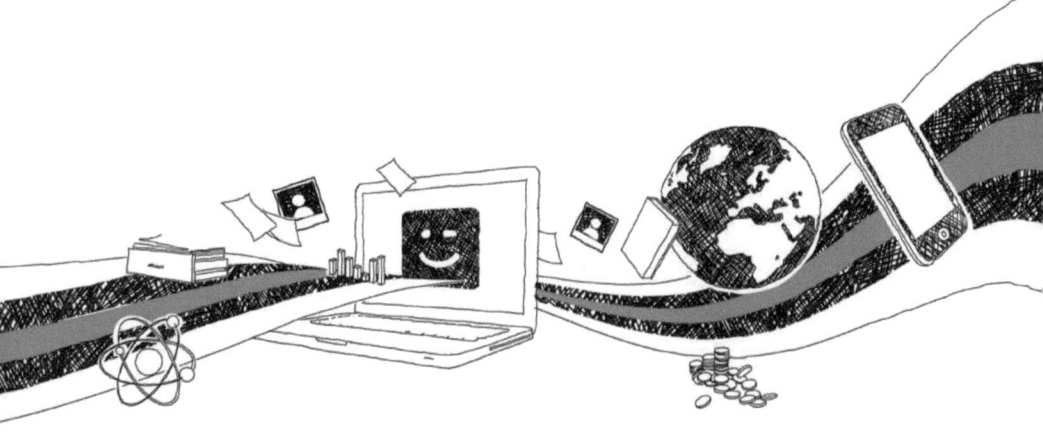
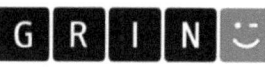